NOTES

POUR SERVIR A L'HISTOIRE

DU

PITYRIASIS CIRCINÉ

NOTES

POUR SERVIR A L'HISTOIRE

DU

PITYRIASIS CIRCINÉ

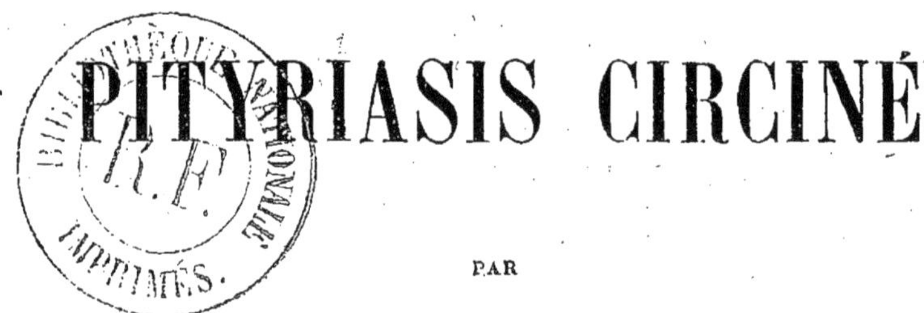

PAR

M. LE DOCTEUR HORAND

CHIRURGIEN EN CHEF DE L'ANTIQUAILLE

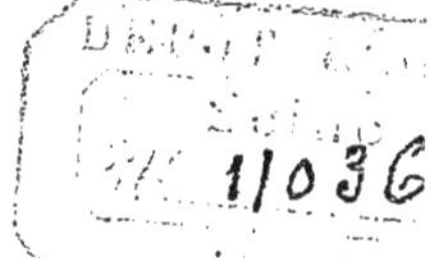

PARIS

G. MASSON, ÉDITEUR

LIBRAIRE DE L'ACADÉMIE DE MÉDECINE

Boulevard St-Germain en face l'École de Médecine

1876

NOTES

POUR SERVIR A L'HISTOIRE

DU

PITYRIASIS CIRCINÉ

Parmi les maladies de la peau, il en est une que j'ai eu plusieurs fois l'occasion d'observer chez les enfants, et dont le diagnostic m'a longtemps embarrassé, n'ayant rien ou à peu près rien trouvé dans les ouvrages de dermatologie qui s'y rapporte. Seul **M.** Hardy mentionne cette affection, mais sans en préciser d'une manière suffisante les caractères pour permettre de la reconnaître. Cependant elle mérite une étude spéciale, car ses symptômes peuvent prêter à la confusion avec d'autres maladies d'une nature bien différente. C'est ainsi qu'on peut facilement la confondre soit avec l'herpès circiné, soit avec le pityriasis versicolor, si l'on se borne à un examen superficiel. Or, une semblable erreur de diagnostic conduit nécessairement à en faire une maladie parasitaire, ce qui constitue un fait d'autant plus grave qu'il s'agit souvent d'enfants au sujet desquels on attend l'opinion du médecin pour savoir si la maladie dont ils sont atteints est ou non contagieuse.

Le but de ce travail est donc d'attirer l'attention sur cette maladie cutanée, et d'en indiquer les principaux caractères d'après les faits qu'il m'a été donné d'observer.

OBSERVATION I.

Pityriasis circiné de la partie postérieure et supérieure du tronc.

Adolphe Girard, âgé de 11 ans, entre à l'Antiquaille e 18 décembre 1872, pour une maladie cutanée, au sujet de laquelle il raconte les faits suivants :

Il y a trois mois, il prit un bain d'une heure dans la Saône. C'était au moment de la canicule, et dans la soirée il éprouva un malaise général avec courbature et vomisse-ments. Ce furent là toutefois les seuls symptômes qu'il présenta. Le lendemain il retrouvait sa bonne santé habi-tuelle, et continua les jours suivants à se bien porter. Ce n'est qu'un mois après qu'il vit apparaître, au-dessus du talon gauche, ce qu'il nomme une dartre, c'est-à-dire une plaque circulaire, bien limitée, ayant les dimensions d'une pièce de 2 francs, sèche, légèrement rouge et parsemée à sa sur-face de pellicules blanchâtres. Pendant un mois cette plaque resta seule, mais au bout de ce temps il s'en développa d'autres, et aujourd'hui l'affection est confluente au niveau de la partie postérieure et supérieure du tronc.

Elle est constituée par des plaques de dimensions va-riables, ne dépassant pas toutefois celles d'une pièce de 2 francs, arrondies, un peu en relief, jaunâtres, furfuracées surtout sur les bords, le centre ne différant de la peau normale que par une teinte jaunâtre, sans la moindre rou-geur, ni vésicules, ni croûtes, et séparées par des inter-valles de peau saine.

Cet enfant a du reste une bonne constitution, et ses pa-rents ont toujours joui d'une parfaite santé.

A partir du 30 décembre le malade, que j'avais laissé jusqu'alors en expectation, prend tous les deux jours un

bain avec 80 grammes de sulfure de potasse et fait des
onctions avec du cérat soufré. Sous l'influence de cette
médication les plaques s'effacent rapidement et, le 18 jan-
vier 1873, cet enfant sort de l'Antiquaille complétement
guéri.

OBSERVATION II.

Pityriasis circiné du cou et du tronc.

Madeleine Dunand, âgée de 8 ans, entre à l'Antiquaille
le 14 novembre 1873, pour une maladie cutanée dont le
début remonte à un mois. C'est par le cou qu'elle a com-
mencé, de là elle s'est propagée au tronc et a respecté les
membres et la tête. Elle est caractérisée par des plaques
de grandeur et de forme variables, dont les dimensions
oscillent entre celles d'une lentille et celles d'une pièce de
5 francs, formant quelquefois des bandes irrégulières,
d'autres fois ayant une forme circulaire ou ovalaire, mais
le plus souvent tourmentée comme celle des îles des cartes
géographiques. Ces plaques sont nettement délimitées par
leurs bords saillants, dont la saillie toutefois atteint rare-
ment un millimètre, et le centre se trouve sur le même
plan que la peau. Elles sont séparées par des intervalles
de peau saine au moins égaux en surface aux parties malades. Leur coloration est jaunâtre et ne disparaît pas par
la pression du doigt. Elles présentent une desquamation
furfuracée très-fine sur toute leur surface et principalement sur leurs bords, de sorte qu'à leur niveau les sillons
de séparation des cellules cornées de l'épiderme sont très-
nets et donnent à ces plaques un aspect chagriné. Au tou-
cher elles sont légèrement rugueuses, mais la peau n'est

pas épaissie et a conservé toute sa souplesse. Elles occupent le cou et le tronc tout entier. Enfin, elles semblent se former d'emblée avec les dimensions qu'elles doivent avoir et ne s'agrandissent plus ensuite. Elles ne donnent lieu à aucune sensation de démangeaison et le prurit n'apparaît que quand le tronc est humecté de sueur.

L'état général de cette petite fille est bon, quoiqu'elle ait eu en 1872 une kérato-conjonctivite double et une fièvre typhoïde. Elle est seulement un peu pâle et anémique.

Le 18 novembre, je lui prescrivis le traitement suivant : tisane de petite centaurée, sirop de phosphate de fer, eau d'Orezza, vin, et une pommade avec 4 grammes de sous-carbonate de soude et 2 grammes de fleurs de soufre pour 30 grammes d'axonge.

La malade quitte l'Antiquaille le 3 février 1874, complétement guérie.

OBSERVATION III.

Pityriasis circiné du tronc. — Impétigo pedicularis de la région sous-occipitale. — Eczéma du dos et des paupières.

Paul Pauter, âgé de 10 ans, entre à l'Antiquaille le 7 février 1873.

L'affection qu'il présente est complexe et offre des caractères différents, suivant les points où on l'examine.

Sur le moignon de l'épaule, sur les bras et en avant du thorax, il existe une éruption sèche formée de petites plaques isolées les unes des autres, arrondies, circinées, de couleur jaunâtre avec petits furfures blanchâtres à la surface, et séparées par des intervalles de peau saine.

Dans le dos, dans toute la région postérieure du tronc,

c'est une affection humide, caractérisée par une rougeur uniforme, un suintement visqueux et de larges lamelles épidermiques blanchâtres qu'on détache facilement. Les bords ciliaires sont rouges, tuméfiés, garnis de croûtes jaunâtres et les cils collés les uns aux autres.

A la nuque ce sont des croûtes, les unes jaunâtres, humides, avec ulcération superficielle du derme, situées à la naissance des cheveux qu'elles agglutinent, d'autres brunâtres sous forme de grains appendus aux cheveux qui souvent les traversent au centre. En même temps on voit, çà et là, de nombreux poux.

Au dire du malade le début de cette affection remonte à six mois, et il l'attribue à un bain froid d'un quart d'heure qu'il aurait pris dans un étang. Toutefois il n'en fut pas indisposé immédiatement, et ce n'est qu'un mois après que l'éruption apparut dans le dos ; mais il ignore à quel moment se développa celle de la partie antérieure du thorax.

Quant à l'éruption du cuir chevelu, elle est ancienne, et depuis longtemps cet enfant, qui est orphelin, néglige les soins hygiéniques que réclame sa chevelure.

Néanmoins l'état général est bon, et toutes les fonctions s'accomplissent régulièrement.

Dès le 8 février, ce malade est soumis à un traitement en rapport avec les différentes lésions cutanées qu'il présente. Ainsi on coupe les cheveux, on détache les croûtes au moyen de cataplasmes de farine de lin, puis on fait des onctions sur la tête avec une pommade au sulfate de cuivre, et l'impétigo du cuir chevelu guérit rapidement. Pour l'eczéma du dos et des paupières, on se sert du cérat au calomel. Pendant 15 jours, l'éruption de l'épaule et de la partie antérieure du thorax est soumise à une observation régulière, afin d'en étudier la marche ; mais ses caractères ne subissent aucun changement, et alors on recommande au malade de frictionner également les plaques de ces régions avec le cérat au calomel.

A la fin du mois de mars, cet enfant est complétement guéri des diverses manifestations cutanées pour lesquelles il est entré à l'Antiquaille ; mais à ce moment il contracte un favus du cuir chevelu, de telle sorte qu'il ne quitte l'hospice qu'au mois de juin 1873.

Au mois de novembre de la même année, Paul Pauter entre de nouveau dans mon service, et je constate alors ce qui suit :

Sur le tronc il existe, en avant, des plaques jaunâtres, un peu rosées, dont les dimensions varient entre celles d'une lentille et celles d'une pièce de 2 francs. Elles sont assez régulièrement arrondies ; leurs bords sont légèrement saillants et de la même couleur que le centre ; une fine desquamation furfuracée a lieu à leur surface, enfin elles sont séparées par des intervalles de peau saine. On en rencontre non-seulement sur le thorax et l'abdomen où elles sont discrètes, mais encore dans la région dorso-lombaire où elles sont plus nombreuses et plus irrégulières. Nulle part elles ne sont prurigineuses. Les membres sont indemnes de toute éruption, mais sur le cuir chevelu on retrouve la même affection que lors de sa première entrée à l'Antiquaille. L'eczéma des cils s'est reproduit également. L'état général est satisfaisant.

On institue le même traitement que la première fois, en y ajoutant des bains sulfureux, et sous l'influence de cette médication l'impétigo du cuir chevelu et l'éruption du tronc disparaissent rapidement. Seul l'eczéma des cils résiste longtemps, de telle sorte que ce malade ne quitte l'hospice qu'au mois d'août 1874.

Cette observation pourrait faire l'objet d'une longue dissertation, si on l'envisageait au point de vue de l'herpétis, mais telle n'est pas mon intention. Je ne veux attirer l'attention que sur l'éruption pityriasique à forme circinée dont cet enfant a été atteint à deux reprises différentes, concurremment avec un impétigo pedicularis du cuir chevelu et un eczéma du dos et des paupières.

OBSERVATION IV.

Pityriasis circiné du tronc et des membres. — Impétigo localisé du cuir chevelu.

Romain Jassaud, âgé de 13 ans, entre à l'Antiquaille le 20 mars 1874. Depuis un mois ce malade est atteint d'une affection cutanée qui a pour siége la face antérieure et les parties latérales de la poitrine, ainsi que la région antérieure des épaules. Elle est caractérisée par des plaques à peu près arrondies, de 2 à 5 centimètres de diamètre, dont la forme circinée est nettement accusée ; au centre la peau a son aspect normal, tandis qu'à la périphérie il existe une zône légèrement saillante d'une coloration jaunâtre et parsemée de petits furfures qui se détachent facilement. Outre ces plaques, on en trouve d'autres plus petites-dont les unes sont pleines et les autres circinées, mais toutes de coloration jaunâtre et séparées par des intervalles de peau saine. De temps à autre cette affection donne lieu à un peu de prurit. Quant à la cause qui a pu en favoriser le développement, elle m'échappe complétement.

En examinant la tête de cet enfant, on constate sur le pariétal gauche l'existence d'une croûte arrondie, de 2 centimètres de diamètre, peu épaisse, constituée par une matière brune desséchée à la superficie, jaune profondément, englobant les cheveux et adhérente au cuir chevelu. Cette croûte offre en un mot tous les caractères de l'impétigo localisé.

Quant à l'état général du malade, il est excellent.

Le traitement consiste à lui faire prendre des bains sulfureux et frictionner l'éruption du thorax avec une pommade à l'iodure de soufre. Au moyen de cataplasmes de farine de lin, on détache la croûte d'impétigo, et quelques onctions avec une pommade au sulfate de cuivre suffisent pour obtenir la guérison du cuir chevelu. L'enfant sort guéri le 27 juin 1874.

OBSERVATION V.

Pityriasis circiné du tronc et des membres.

Sidoine Jassaud, âgé de 11 ans, entre à l'Antiquaille le 3 septembre 1874, pour une affection cutanée qu'il prétend avoir contractée en couchant avec son frère dont je viens de rapporter l'observation.

Quoi qu'il en soit, il y a huit jours, en se lavant il s'aperçut qu'il portait sur le tronc et les bras de petites plaques peu saillantes, irrégulières, de couleur blanc jaunâtre, développées sans prurit et sans aucun malaise.

Actuellement l'éruption siége principalement sur le tronc, en avant plus qu'en arrière, au niveau des régions scapulaires et deltoïdiennes. Elle est constituée par des plaques dont les dimensions varient entre celles d'une tête d'épingle et celles d'une pièce de 20 centimes. Ces plaques sont peu saillantes, d'une couleur à peine accentuée, rose pâle ou jaunâtre, quelquefois se distinguant difficilement de la peau saine, un peu rugueuses à leur surface et donnant lieu à une desquamation furfuracée très-fine.

Cette éruption s'observe aussi sur les membres, mais surtout sur les membres supérieurs dont elle occupe le sens de la flexion.

L'enfant jouit d'ailleurs d'une bonne santé, mais les soins de propreté lui font complétement défaut.

Dès le 5 septembre, il prend tous les deux jours un bain sulfureux, se frictionne dans le bain avec du savon noir, et dans la journée fait des onctions avec la pommade au sous-carbonate de soude. Il sort guéri le 28 octobre 1874.

OBSERVATION VI.

Pityriasis circiné du tronc. — Pityriasis alba de la face.
— Impétigo des lèvres et du menton.

François Fugier, âgé de 7 ans, entre à l'Antiquaille le 6 mai 1874, pour différentes affections cutanées sur lesquelles il ne peut donner aucun renseignement.

Au milieu du dos, un peu plus à gauche qu'à droite, on voit trois plaques affectant une forme assez régulièrement arrondie dont la circonférence est légèrement rouge, couverte de furfures, tandis qu'au centre la peau présente sa coloration normale. L'une a 2 centimètres de diamètre, l'autre 3 centimètres, et la plus petite 1 centimètre. Sur le reste du dos, on remarque encore 6 ou 7 plaques ayant les mêmes caractères.

Les deux commissures labiales, le bord libre de la lèvre inférieure et le menton sont couverts de croûtes humides, jaunâtres, de la consistance du miel desséché, au-dessous desquelles le derme est humide, saignant.

Entre les sourcils on remarque une petite plaque oblongue de 2 centimètres de long sur 1 centimètre de large couverte de furfures minces, petits, déchiquetés avec un peu de rougeur de la peau. Sur le tiers antérieur du bord du maxillaire inférieur, sur la paupière supérieure droite, sur la joue gauche et sur le cou il existe des plaques arrondies, à peine saillantes, roses et furfuracées.

En résumé, cet enfant est atteint à la fois d'un impétigo des lèvres et du menton, d'un pityriasis simplex de la face et du cou, enfin d'un pityriasis circiné du dos. Néanmoins il jouit d'une bonne santé et n'accuse aucun malaise.

Le traitement consiste dans l'emploi du cérat au calomel et des bains sulfureux.

Le 4 juin 1874, le malade quitte l'hospice complétement guéri.

OBSERVATION VII.

Pityriasis circiné du tronc.

Adrienne Mollard, âgée de 12 ans, apprentie dévideuse, entre à l'Antiquaille le 22 juillet 1875, pour une affection cutanée dont elle fait remonter le début à deux mois environ et survenue sans le moindre malaise.

Cette affection siége exclusivement au niveau des régions scapulaires et sous-claviculaires, et plus accusée à droite qu'à gauche. Elle est constituée par des plaques de dimensions variables, mais ne dépassant pas celles d'une pièce de 2 francs. Les plus grandes ont une forme circinée très-nette. Leur bord est un peu saillant, jaunâtre et furfuracé, tandis que leur centre paraît à peine malade et la peau ne diffère des parties voisines que par une légère teinte jaunâtre. Les plus petites sont pleines, également jaunâtres, fournissent une desquamation furfuracée très-fine, et forment un léger relief qu'on aperçoit surtout en plaçant obliquement la malade.

La santé de cette jeune fille est parfaite, et de plus elle n'accuse qu'un peu de prurit au niveau de l'éruption cutanée.

Quant à l'étiologie de cette affection, elle échappe complétement. Toutefois il n'est pas sans intérêt de noter que cette malade a eu, il y a cinq mois, un impetigo pedicularis du cuir chevelu qu'elle a gardé deux mois, et de plus elle porte sur le corps les signes d'un manque complet de soins de propreté.

Je lui prescris tous les deux jours un bain avec 250 grammes de sous-carbonate de soude et des frictions avec du savon noir. Sous l'influence de ce traitement les plaques s'effacent, un grand nombre disparaît dès les premiers bains, et à partir du 15 août 1875 la petite malade est considérée comme complétement guérie.

Telles sont les sept observations que j'ai pu recueillir dans le service des enfants de l'Antiquaille, relativement à une maladie cutanée encore mal définie et dont je vais essayer de grouper les symptômes.

Cette affection peut avoir pour siége le cou, le tronc et les membres, mais elle se montre surtout au niveau des régions scapulaires, deltoïdiennes et sous-claviculaires. Elle est constituée par des plaques discrètes ou confluentes, dont les dimensions varient ordinairement entre celles d'une lentille et celles d'une pièce de 2 francs. Ce n'est que dans quelques cas rares qu'elles dépassent ces dimensions. Ces plaques sont à peine saillantes au-dessus du niveau de la peau, arrondies, les plus petites pleines, les autres déprimées au centre, c'est-à-dire que le bord seul fait une saillie, ce qui leur donne une forme circinée nettement accusée. Leur couleur varie du rose pâle au blanc jaunâtre, se rapprochant tellement de la teinte de la peau environnante, qu'on a quelquefois de la peine à les distinguer du reste du tégument si l'on n'a pas soin de disposer le malade de manière à l'examiner obliquement. Souvent aussi le bord seul est coloré. Ces plaques sont constamment sèches, leur surface est plus ou moins furfuracée et les tissus sur lesquels elles reposent sont souples, non épaissis ou enflammés. La peau qui les sépare les unes des autres est saine. Enfin elles s'accompagnent quelquefois d'un peu de prurit, de telle sorte que, sous l'influence de l'irritation produite par le grattage, elles rougissent. Du reste elles ne donnent lieu à aucun phénomène inflammatoire pendant le cours de leur évolution, dont la durée ne peut être déterminée d'une manière précise. Cette éruption peut persister plusieurs mois si le malade ne lui oppose aucun traitement; mais malgré son ancienneté, ses caractères ne changent pas et les plaques semblent conserver tout le temps de leur existence les dimensions qu'elles ont dès le début. Enfin, après sa disparition, cette affection ne laisse aucune trace de son passage.

C'est à dessein que dans chaque observation j'ai passé sous silence le résultat de l'examen microscopique, me réservant d'en parler ici. Dans aucun des cas, cet examen n'a été négligé; chaque fois je puis dire qu'il a été fait avec le plus grand soin, et cela en vue de savoir si cette affection est ou non parasitaire. J'ai eu soin de faire macérer pendant 24 heures dans de l'éther la poussière épidermique obtenue par le râclage des plaques, de la laver avec de l'alcool après l'évaporation de l'éther, et pour monter les préparations je me suis servi de la glycérine et de l'acide acétique.

Or, n'ayant jamais trouvé les éléments qui caractérisent les parasites végétaux, je me crois autorisé à soutenir que cette affection cutanée n'est pas de nature parasitaire.

Elle ne m'a pas paru non plus contagieuse, bien que j'aie été appelé à traiter deux frères atteints de cette affection, car tous deux avaient été exposés aux mêmes causes pour la contracter, c'est-à-dire que l'un et l'autre étaient dans de mauvaises conditions hygiéniques.

Quant à l'état général des malades, il est ordinairement très-bon; et si dans quelques cas il laisse quelque chose à

désirer, cela tient non à l'affection cutanée que je viens de
décrire, mais à d'autres maladies intercurrentes, ainsi que
cela ressort des observations que j'ai signalées.

Si, connaissant la symptomatologie de cette affection, on
cherche à lui donner un nom et à lui assigner une place
dans le cadre nosologique des maladies cutanées, on voit
qu'il s'agit d'une affection sèche et essentiellement constituée par une desquamation furfuracée très-fine. Elle appar-
tient ainsi au groupe *pityriasique*. De plus la forme circinée
que prennent les plaques qui ont une certaine dimension,
constituant un des caractères importants de l'éruption, en
fait une variété particulière. Dès lors le nom qui convient
le mieux à la maladie dont je viens de tracer les principaux
caractères est celui de *pityriasis circiné*, et c'est à M. Hardy
que revient l'honneur de cette dénomination. « Le pityriasis circiné, dit le professeur de Saint-Louis, est une
variété de pityriasis dans laquelle les pellicules épidermiques affectent une disposition circulaire et une régu-
larité très-nette et très-bien accusée.

Il me reste à exposer les raisons pour lesquelles ce n'est
ni le pityriasis circinata de M. Bazin, ni l'érythème centrifuge de Biett, ni un pityriasis versicolor, ni un herpès
circiné.

Le pityriasis circinata est une variété de forme du pityriasis rubra caractérisée par de petites taches rouges, très-
prurigineuses, disséminées, semblables à celles qu'on
trouve dans le psoriasis guttata. Elles se réunissent bientôt
et constituent des cercles plus ou moins complets. Au début les taches sont le siége d'une exfoliation quelque peu
lamelleuse; plus tard la desquamation est furfuracée. Cette
éruption est précédée de phénomènes généraux et constitue
pour M. Bazin un pseudo-exanthème arthritique (1).

(1) Bazin, *Affections cutanées de nature arthritique et dartreuse*,
p. 201.

Il ressort nettement de cette description que le pityriasis circiné ne ressemble en rien au pityriasis circinata : aussi dirai-je que c'est bien à tort que M. Baudot a reproché à M. Hardy de n'avoir pas accepté à propos de cette affection les idées de M. Bazin (1).

D'après Cazenave et Schedel, l'érythème centrifuge de Biett se présente surtout chez des jeunes gens et principalement chez des femmes. Il a pour siége spécial le visage. Il commence par un point papuleux qui prend un accroissement excentrique quelquefois assez considérable, et peut envahir une grande partie de la face. Le plus ordinairement il se manifeste sous la forme de plaques bien arrondies, de la largeur d'une pièce de 2 francs, rouges, légèrement élevées. Les bords sont très-saillants et le centre est sain et déprimé ; la rougeur et la chaleur sont très-vives. La rougeur, qui présente des nuances très-variées, disparaît sous la pression du doigt. Enfin cet érythème laisse habituellement une dépression sur le derme (2).

Cette symptomatologie ne permet pas de confondre le pityriasis circiné avec l'érythème centrifuge. Le pityriasis circiné se développe, en effet, de préférence chez les garçons ; il ne siége pas à la face, les plaques qui le caractérisent ne sont ni rouges, ni chaudes ; après sa disparition, on ne constate pas de dépression sur la peau. J'ajouterai encore que, d'après Chausit, l'érythème centrifuge a pour caractère essentiel la dégénérescence des points affectés, et c'est pour cette raison que Cazenave l'a reporté au type lupus (3).

Le pityriasis versicolor se présente sous forme de plaques ordinairement de la grandeur d'une pièce de 5 francs,

(1) Bazin, *Affections génériques de la peau*, t. I, p. 362.

(2) Cazenave et Schedel, *Abrégé pratique des maladies de la peau*, p. 66.

(3) Chausit, *Traité élémentaire des maladies de la peau*, p. 6.

souvent beaucoup plus étendues, de couleur café au lait,
pleines, non circinées, avec des contours irréguliers, of-
frant non une desquamation, mais une sorte de crasse qui,
examinée au microscope, permet de constater l'existence
d'un parasite végétal.

Les plaques du pityriasis circiné sont plus petites, d'une
couleur jaune blanchâtre, régulières, les plus grandes circinées, la plaque tout entière fournissant une fine desquamation furfuracée non parasitaire.

L'herpès circiné se compose de plaques peu nombreuses,
d'un rouge assez vif et furfuracées au début ; puis au fur
et à mesure qu'elles grandissent, leurs bords deviennent
vésiculeux tout en restant rouges, et les furfures sont rem-
placés par de petites croûtes. En même temps la peau
reprend au centre ses caractères normaux. Quelquefois les
plaques acquièrent des dimensions considérables, et alors
on peut voir plusieurs cercles concentriques. L'examen microscopique fait découvrir un parasite végétal.

Les plaques de pityriasis circiné sont plus nombreuses,
d'un rose pâle ou d'un blanc jaunâtre, finement furfuracées. Pas de rougeur, pas de vésicules ni de croûtes sur
leurs bords. Elles ont ordinairement des dimensions plus
petites, et dès le début leur accroissement est complet.
Enfin, en examinant les furfures au microscope, on ne
trouve pas de parasite.

Quant à la nature du pityriasis circiné, elle me paraît
encore obscure. Je crois cependant pouvoir conclure de
mes recherches que son développement ne se rattache point
à l'existence d'un parasite végétal, mais peut être attribué
néanmoins à une cause externe. Certaines considérations
plaident, en effet, en faveur de cette manière de voir. C'est
ainsi que chez deux de mes malades l'éruption est survenue
à la suite d'un bain dans une eau stagnante ; et de plus, tous
appartenant à la classe ouvrière, manquaient de soins de

propreté. J'ajouterai aussi que le traitement que j'ai mis en usage, et dont j'ai retiré de bons effets, ne s'est composé que de moyens externes.

Il est vrai que j'ai rencontré le pityriasis circiné concurremment avec l'eczéma chez un malade, et avec un impétigo aigu chez un autre, mais je suis porté à admettre que ces affections étaient indépendantes les unes des autres.

Je ne puis dire si le pityriasis circiné est plus fréquent chez les enfants que chez les adultes, chez les garçons que chez les filles, le nombre de mes observations étant encore restreint. Mais ce qui est très-net pour moi c'est que, d'une manière générale, il n'est pas fréquent puisque en sept ans je ne l'ai rencontré que sept fois, dans un service d'enfants où plus de 600 malades sont traités chaque année. Cette éruption n'offre non plus aucune gravité et son traitement est des plus simples. Il se compose de bains, soit avec du sulfure de potasse soit avec du sous-carbonate de soude, et de frictions avec du savon noir. Si ces moyens ne suffisent pas à eux seuls pour faire disparaître cette affection cutanée, on a recours aux pommades alcalines ou mercurielles, et l'on ne tarde pas à en constater les heureux effets.

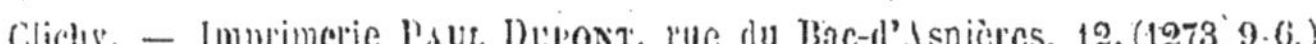

Clichy. — Imprimerie PAUL DUPONT, rue du Bac-d'Asnières, 12. (1273. 9-6.)